TROISIEME LETTRE A M. CADET, APOTHICAIRE DE PARIS,

Membre de l'Académie Royale des Sciences, Commissaire des objets de salubrité, &c.

Par M. JANIN,

Auteur de l'Antiméphitique.

Tous les Chymistes ont vérifié que l'air inflammable fait partie de l'Alkali volatil qui s'exhale des matieres putrides, & qui cause la mort à ceux qui y sont exposés ; c'est donc à tort qu'on prétend que le vinaigre, en neutralisant l'alkali volatil, développe le gaz inflammable : il est impossible que cet acide neutralise & développe la même exhalaison.

Songeons que nous ne connoissons rien du tout que par l'expérience.

Volt. Ph. de Newt.

A VIENNE,

Et se vend, chez les principaux Libraires de l'Europe.

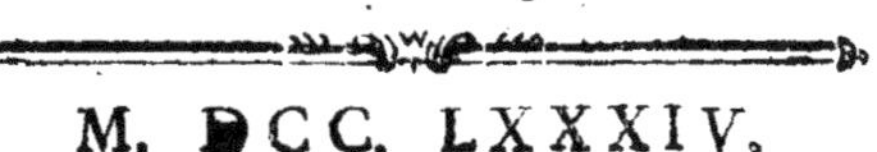

M. DCC. LXXXIV.

M. le Lieutenant général de Police à Lyon, ayant soumis à ma censure un Manuscrit intitulé : Troisieme Lettre à M. Cadet, &c. Par M. Janin, &c. *Les nombreuses & graves autorités que l'Auteur rapproche & met en opposition, se concilieroient peut-être en considérant les époques de leurs expressions; mais cet Ecrit ne m'ayant paru renfermer rien qui blessât en aucun point les personnes citées, ni qui fût d'ailleurs contraire aux Réglements de la Librairie, je crois qu'on en peut permettre l'impression.*

A Lyon, ce 3 Décembre 1783.

BRISSON.

Vu l'approbation du censeur royal, permis d'imprimer par nous Maire & Echevins, Lieutenants généraux de Police, à la charge de se conformer aux Réglements concernant la Librairie.

Vienne, le 6 Décembre 1783.

GINET, Maire; RONIN, RIGOLLIER.

TROISIEME LETTRE A M. CADET,

Apothicaire de Paris, Membre de l'Académie Royale des Sciences, Commiſſaire des objets de ſalubrité, &c.

DES preuves irréſiſtibles contenues, M., dans mes précédentes Lettres, il réſulte que l'alkali volatil des matieres en putréfaction eſt la cauſe efficiente de l'odeur méphitique. Vous êtes convenu que le vinaigre neutraliſe ce ſel volatil, & malgré cet aveu vous ſoutenez que cet acide développe l'air inflammable : mais un Chymiſte ne peut ignorer que ce dernier gaz fait partie du premier : comment-donc le vinaigre peut-il neutraliſer & développer en même-temps la même vapeur ? En multipliant les contradictions dans votre critique, vous ne vous êtes pas apperçu que vous me fourniſſiez abondamment des preuves contre vos allégations.

" *Une découverte*, dites-vous, *auſſi utile que celle de M. Janin vous a fait deſirer de vous en convaincre* par vous-même ; *à la premiere expérience au lieu de deux pintes de vinaigre on en avoit verſé quatre dans la foſſe*, *au rapport de* ceux qui préparoient *l'expérience*. Cet expoſé eſt bien ſingulier ! Vous avez voulu *vous convaincre d'une découverte utile*, & d'autres que vous pendant votre absence ont préparé l'expérience ,,.

A la seconde expérience, *la vanne agitée*, dites vous, *a donné quelques bulles d'air inflammable ; je dis*, continuez-vous, *quelques bulles, car en approchant un papier allumé l'embrasement n'étoit guere sensible. On a cherché à déméphitiser cette matiere ; pour cet effet, on l'a arrosée avec deux pintes de vinaigre ; en approchant un papier allumé toute la surface de la vanne s'est embrasée avec violence ; plus on y a répandu de cet acide, plus l'air inflammable se développoit*, p. 301, *du Journal Encycl.* 1 Juin 1782.

Quelle contradiction ! quatre pintes de vinaigre n'ont pu produire que *quelques bulles d'air inflammable dont l'embrasement n'étoit guere sensible*, & deux pintes de cet acide ont produit dans l'instant, comme par enchantement, ce que quatre n'ont pu faire dans vingt-quatre heures. Jamais les contes de fées n'ont rien présenté de plus merveilleux.

Dites nous donc pourquoi à la premiere expérience à laquelle vous avez assisté, la même quantité de vinaigre n'a pas développé une seule bulle d'air inflammable ? Votre silence en est une démonstration ; ainsi sur deux expériences que vous avez faites, il y en a une qui prouve déja contre votre allégation, & démontre que le vinaigre ne développe pas l'air inflammable. Comment pourroit-il le dévolpper, puisque le vin, qui de sa nature est inflammable, cesse de l'être par la fermentation acéteuse ? Qu'est donc devenu le principe inflammable du vin ? L'acide l'a détruit sans ressource (*a*). Vous ne pouvez

(*a*) Voyez le grand Dict. de Med. art. *Acetum.*

ignorer que le vinaigre qu'on verse sur le feu l'éteint plus promptement que de l'eau. Tandis que vous le représentez comme augmentant l'action du feu ; pourquoi avoir recours à des suppositions qu'il est si aisé de démentir par l'expérience ? Mais, direz-vous, d'où provient l'air inflammable des latrines ? Voilà précisément l'état de la question. Pour la décider d'une maniere satisfaisante, il faut avoir recours aux ouvrages des Savants. D'abord, commençons par des faits qui vous soient connus. Le rapport de l'Académie, lors de vos expériences, en 1778, se présente le premier. Ouvrons cet ouvrage & lisons :

" *La matiere inflammable est si abondante dans les fosses, que si on facilite sa volatilité en enfonçant un bâton dans la matiere, & qu'on y approche un papier allumé, elle* s'enflamme, *suivant les expériences de* M. Cadet, *vérifiées par nous*, disent les Commissaires, p. 98. L'Académie parle encore de l'air inflammable des fosses dans son rapport de 1779, p. 19, *in*-4°. Ces deux ouvrages vous étoient connus, ainsi que les effets de l'air inflammable ; car, le Journal de Paris, dont vous êtes le Rédacteur, a annoncé plusieurs fois des explosions terribles de l'air inflammable des fosses, lorsqu'on a eu l'imprudence de jeter dans les conduits des corps enflammés.

„ Aussi, dit *M. Gardane*, peu s'en est fallu que cet usage n'ait coûté la vie à plusieurs personnes à Paris, en deux ans de temps ; au gros Caillou, & à la rue St. Antoine. L'air inflammable, ajoute-t-il, n'ayant pas assez d'espace pour brûler, fait une explosion semblable à celle d'une mine, souleve ou brise la clef, tourmente la voûte, & fait jaillir les matieres par les tuyaux au point de répandre la *moffete*, d'où résulte le dou-

Catech. sur les asph., p. 31, 1781. ble danger d'être griévement blessé, & de périr d'asphixie „.

Ce qu'il y a de plus étonnant encore, c'est que vos observations sur les latrines, 1778, viennent à l'appui de cette vérité.

„ *Le phénomene dont il s'agit*, *n'a pas lieu*, dites-vous, *à l'égard de toutes les fosses ; celles qui sont disposées à le manifester n'ont pas plutôt pris jour par la levée de la clef, que l'approche* d'une lumiere, suffit pour leur faire prendre feu : *ce n'est souvent qu'un jet de flamme, aussi-tôt dissipé qu'apperçu ; mais il arrive quelquefois*, continuez-vous, *à cette flamme, d'être considérable & de durer, nous l'avons vu brûler* pendant trois quarts d'heures, p. 22. „ *On a vu*, ajoutez-vous, *des fosses assez fécondes en air inflammable pour prendre feu après deux jours sans y travailler. Dans une fosse qui n'est pas de celles qui prennent feu à leur ouverture, nous avons*, dites-vous, *jeté du papier allumé, & nous avons vu naître une flamme bleuâtre. L'expérience a été répétée plusieurs fois de suite & toujours avec le même effet*, p. 23. „.

Cet événement a eu lieu plusieurs fois en 1778, sous vos yeux ; vous l'avez fait imprimer comme une cause naturelle, & vous soutenez maintenant que ces sortes d'embrasements ne sont produits que par l'effet du vinaigre:

Boil. *Voilà l'homme, en effet, il va du blanc au noir :*

Il y a cinq ans qu'il ne l'attribuoit pas à cet acide. Il n'auroit pas deviné à cette époque que ce moyen fût capable d'empêcher de telles explosions. Celle que vous dites avoir eu lieu à votre seconde expérience, prouve qu'on n'y a point employé de vinaigre ; dans un moment je vais vous le prouver sans replique :

Il faut d'abord favoir s'il n'y a que les latrines qui fourniffent de l'air inflammable.

« Toutes les foffes, dit *M. Gardane*, en contiennent plus ou moins : en général on le rencontre dans tous les dépôts des matieres *animales & végétales en putréfaction.* » *Ibid.* p. 48.

Le gaz inflammable, dit la Société Royale de Médecine, s'exhale en très-grande abondance des eaux où féjournent & pourriffent des fubftances végétales & animales. 1. Vol. p. 360.

M. Volta, eft un des Phyficiens qui a fait à ce fujet le plus grand nombre d'obfervations.

L'on fait, dit *M. Vicq-d'Azir*, qu'il s'échappe des fubftances animales, en putréfaction, une certaine quantité d'air inflammable. Eff. fur les Sép. p. cxxix.

Hales, a retiré de l'air inflammable des animaux & des végétaux. *Stat. des végét.*

M. Pott, dit que la putréfaction ne peut avoir lieu que par le concours du principe inflammable ; c'eft lui qui volatilife toutes les molécules organiques ; enfin c'eft lui qui met le feu au foin humide. Litog.

Selon *James*, fi l'on jette de la chaux dans de l'urine, & qu'on la diftille, on en retire une liqueur inflammable volatile. Grand Dict. de Med. t. 2, col. 1355.

En 1770 vous avez fait imprimer que *certains puits, lacs ou ruiffeaux*, produifent du gaz inflammable. L'Hiftoire de l'Académie, 1741 & 1764, en fournit plufieurs exemples. *M. Baumé*, a configné dans fa chymie expérimentale, qu'une femme eut le vifage grillé par l'explofion du gaz inflammable d'un puifard. t. 11, p. 366. Inft. de Chym. t. 1, p. 332.

Un Savant connu des deux hémifpheres, l'illuftre *M. Francklin*, a annoncé à *M. Prieftley*, dans une

Lettre que ce Phyſicien a inſérée dans ſon premier volume, qu'il y a en Amérique des rivieres vaſeuſes, qui, agitées produiſent une maſſe d'air inflammable, au point de prendre feu à l'approche d'un corps enflammé, & d'incendier les vêtements ſi l'on n'y fait attention. Et vous, M., vous prétendez que l'air inflammable ne peut les incendier !

" *Les ouvriers riſquent*, dites-vous, *d'avoir les cheveux & les poils du viſage* gréſillés, *tandis que leurs vêtements ne ſont point endommagés*, p. 22. Cependant les Savants qui ont rédigé le Dictionnaire de Médecine, en 6 vol. *in*-8°. 1772, aſſurent que lorſque les ouvriers deſcendent avec la lumiere dans les foſſes; l'air inflammable prend feu, *ce qui les étouffe ſouvent dans un inſtant.* Ils ajoutent, qu'il arrive quelquefois qu'ils échappent à ce fâcheux accident, *mais la brûlure univerſelle de leur peau, leur fait ſouffrir des douleurs inouies, & les prive fréquemment de l'uſage de pluſieurs de leurs membres;* t. 4, p. 208.

Cette cruelle cataſtrophe a eu lieu à Lyon, quartier St. Clair, il y a quelques années; l'homme en eſt mort.

Les tranſactions philoſophiques ont publié un exemple terrible des malheureux effets de l'exploſion de l'air inflammable des mines. Un ouvrier s'étant approché avec une lumiere de l'ouverture d'un puits, lorſque ce gaz en ſortoit, il s'enflamma; il ſe fit par trois ouvertures différentes, une irruption de feu, accompagnée d'un bruit effroyable. Il y périt ſoixante-neuf perſonnes, dans un inſtant.

L'Académie a annoncé en 1763, de pareils malheurs arrivés dans les mines de charbon du Dauphiné; elle en a annoncé encore en 1768.

Vous voyez, Monſieur, qu'il eſt très-important d'empêcher de ſi triſtes événements. Je l'ai dit dans mon *antiméphitique*, & j'affirme encore ici d'après une multitude d'expériences que j'ai faites, que le vinaigre ſature le gaz inflammable au point de le rendre un principe neutre, ce qui le met dans l'impuiſſance de prendre feu. Mais, puiſque vous conteſtez ce fait; il faut vous en convaincre par de bonnes autorités. C'eſt ce que je ferai dans un moment.

Auparavant, il faut ſavoir de quelle nature eſt l'air inflammable qui provient des matieres putrides; ſi l'on peut le reſpirer ſans danger de perdre la vie, & s'il n'eſt pas la cauſe des moffettes. Cette recherche peut produire un corps de Doctrine qui ſera utile, & diſſipera les ténebres qui environnent un objet qu'il eſt ſi important d'éclaircir ſur tous les points. Le voile de la nature, dit *M. de Marmontel*, eſt comme le voile de la nuit, où dans une immenſe obſcurité brillent quelques points lumineux. Raſſemblons ces lumieres éparſes, formons-en un foyer capable de répandre la plus vive clarté ſur l'objet de cette diſcuſſion.

Encycl. au mot critique.

Kunckel dénomme le gaz inflammable, ſel volatil.

Phyſ. ſout. p. 292 & 542.

Le célebre *Stahl*, dit que les ſels alkalis volatils, renferment dans leur combinaiſon intime, une portion de ſubſtance graſſe & inflammable.

Traité du ſouf. p. 189.

Le ſel ammoniac, mêlé avec du nitre, eſt très-inflamble d'après les expériences de *Kunckel* & de *Stahl*; or, l'urine contient du ſel fuſible, de l'huile fétide & du ſel ammoniacal; vous comprenez, qu'étant combinés par la putréfaction, & développés en alkali volatil, ces ſels ſont ſeuls capables de produire l'air inflammable des latrines.

Les alkalis fixes & volatils, ont ſelon *Cartheuſer*, les mêmes principes ; mais ceux de ces derniers ſont plus ſubtils, & il entre dans leur compoſition plus de ſubſtances graſſes & inflammables. Une matiere graſſe, unie à un alkali fixe, le rend volatil. *M. Baumé*, eſt de ce ſentiment.

Mat. Med. t. 2, p. 15.

Chym. Exp. t. 2, p. 75.

Les ſels volatils, dit *Wepacher*, ont une enveloppe graſſe, qui eſt par ſa nature un porte-feu capable de s'enflammer. Ces ſels d'après M. le Docteur *Pieſtch*, renferment une matiere inflammable.

Diſſ. ſur le Salp. 1749.

M. Prieſtley, a vérifié que le gaz alkalin eſt inflammable. Il a vérifié que l'eſprit volatil de ſel ammoniac eſt changé en gaz inflammable par la ſeule étincelle électrique.

Exp. ſur l'air fixe, t. 1, p. 218 & 319.

La matiere inflammable, dit M. Macquer, *entre dans la compoſition du ſel ammoniac.* Le ſel nitreux ammoniac détonne ſeul à un certain degré de chaleur ; cette propriété lui vient *de la matiere inflammable qui entre comme principe dans l'alkali volatil qui lui ſert de baſe, & une preuve* déciſive de l'exiſtence de la matiere inflammable dans l'alkali volatil. Il ajoute, *les vapeurs des matieres putrides, ſont inflammables.* Ibid. t. 3, p. 120.

Dict. de Chym. t. 1, p. 169 & 172.

M. Cornette, a obſervé lorſque le ſel ammoniacal nitreux *s'enflamme, que ſon alkali volatil ſe décompoſe.* *M. Defourcroy*, aſſure que l'*alkali volatil eſt inflammable* ; & qu'il tient de M. Cornette, *que l'alkali volatil eſt très-combuſtible. Le gaz inflammable*, dit la ſociété de Médecine, *paroît être à peu près de même nature que certaines vapeurs qui s'élevent* des latrines, des foſſés, des marres & du fond des puits.

Mém. lu à l'Acad. en 1775.

Leç. de Chym. t. 1, p. 155 & 157.

1. Vol. p. 178.

Selon *M. Baumé*, l'*alkali volatil* que l'on tire des

corps organisés *contient* abondamment de principe inflammable. L'*alkali volatil*, continue-t-il, doit sa volatilité à une substance huileuse, combinée avec cette matiere saline. Il ajoute, *la matiere inflammable fait* un des principes constitutifs des alkalis volatils. *C'est un sel absolument identique; quelle que soit la substance qui le fournisse, il est toujours le même. Quelques personnes*, dit-il, *ont un sentiment différent, mais qui annonce de leur part un défaut de connoissances, ou quelques petits intérêts particuliers.* Ce Savant, dit encore: les matieres huileuses réduites en vapeurs, s'enflamment presque toujours avec explosion à l'approche d'une lumiere. Chym. Exp. t. 2, p. 75 & 76.

Je vous ai prouvé, Monsieur, par un bon nombre d'autorités que l'alkali volatil est intimement combiné à l'huile fétide; je vous ai prouvé aussi dans ma seconde Lettre que les matieres putrides fournissent une très-grande abondance d'alkali volatil; vos ouvrages en rendent témoignage. Je viens de mettre sous vos yeux l'opinion de la Société Royale de Médecine; elle a déclaré cette vapeur de la nature des gaz inflammables (*a*). Mais qu'ai-je besoin d'insister plus long-temps sur cette vérité, puisque vous l'avez fait imprimer en 1770? *La matiere inflammable*, assurez-vous, entre comme principe *dans la composition* de l'alkali volatil *qui lui sert de base, & devient en même-temps une preuve décisive de cette matiere inflammable dans l'alkali volatil.* L'alkali volatil sert de base au gaz inflammable, vous l'avez fait imprimer, & malgré un aveu aussi formel, vous prétendez que le vi- *Ibid.* t. 3, p. 696. Inst. de Chym. t. 1, p. 387.

(*a*) Dans la Table des affinités de M. Gellert, on y trouve l'alkali volatil & le phlogistique.

naigre développe l'air inflammable. Comment peut-il développer ce gaz, puiſque d'après votre aveu cet acide neutraliſe l'alkali volatil, qui *ſert de baſe à l'air inflammable*? Mais la baſe ceſſant d'exiſter, l'édifice croule. On ne peut à la fois anéantir & édifier ; il eſt impoſſible qu'une choſe exiſte & n'exiſte pas. Vous me fourniſſez une ſeconde preuve que ce gaz fait partie de l'alkali volatil ; après avoir pénétré de chaux la matiere des foſſes, *la vapeur qui paſſoit à travers les charbons ardents prenoit feu*, aſſurez-vous, *à l'approche d'un papier allumé ; cette flamme étoit un brandon conſtant qui s'élevoit à deux ou trois pieds*. C'eſt donc avec connoiſſance de cauſe, que *M. Macquer* a dit, que le gaz inflammable eſt incapable d'être fixé par les alkalis. Votre expérience démontre que la chaux le développe, & il ne le développe que parce que l'alkali volatil ſert de baſe à la matiere inflammable. Auſſi, lorſque vous avez voulu neutraliſer ce gaz avec l'alkali volatil pour remédier à l'aſphyxie des vuidangeurs, vous avez éprouvé nombre de fois que l'alkali volatil *donné comme remede contre la ſuffocation occaſionée par* le gaz inflammable *ne peut certainement pas être* propoſé, dit la Société de Médecine, *comme capable de ſaturer ce gaz, puiſqu'il n'eſt pas du tout acide*. Et comment pourroit-il le neutraliſer, puiſque vous êtes convenu que l'alkali volatil produit l'air inflammable des latrines : que dis-je ? c'eſt un tout indiviſible, l'un ne peut exiſter ſans l'autre ; vous l'avez affirmé. Ce gaz eſt donc alkalin ; comment accorderons-nous maintenant toutes ces autorités & vos expériences avec vos deux aſſertions ? Dans l'une vous aſſurez que le *vinaigre neutraliſe l'alkali volatil*, p. 295 ; dans l'autre vous ſoutenez que *cet acide développe*

Obſ. ſur les foſſes, p. 32 & 33. Dict. de Chym. t. 2, p. 646.

Mém. de 1776, p. 192.

une grande maſſe d'air inflammable, p. 301. C'eſt ſi contradictoire, qu'il faut de néceſſité que l'une de vos deux allégations ſoit fauſſe. Qu'il eſt avantageux, dit le grand *Paſcal*, d'avoir à faire à ces gens qui diſent le pour & le contre !

Mais, direz-vous, le Journal de Phyſique du mois de Novembre 1782, a annoncé que *M. Lavoiſier* a reconnu *que le vinaigre développe une maſſe énorme d'air inflammable.* Les autorités que je viens de vous oppoſer ſeroient ſeules capables d'anéantir cette aſſertion : afin de vous ôter juſqu'au moindre prétexte, j'en appelle à *M. Lavoiſier.* Ouvrons ſon rapport de 1778.

« *La matiere inflammable*, dit-il, *contenue en ſurabondance dans les matieres fécales, doit ſe combiner, par la loi des affinités*, avec l'acide, p. 62. » Il ajoute, *le premier degré d'affinité eſt entre les acides en général, & le principe inflammable ; l'union de ces deux ſubſtances forme toujours du ſoufre*, p. 97. Mais ſi cette union forme toujours *du ſoufre* ; il en réſulte donc un corps neutre qui forme maſſe, & une maſſe compacte qui eſt diamétralement oppoſée à l'extrême volatilité de l'air inflammable (*a*). Quelle différence ! donc, ſelon *M. Lavoiſier*, le vinaigre ne peut dégager *une énorme* quantité de gaz inflammable. Car la loi des affinités prouve ſans replique, qu'il ſe combine avec les acides. *M. Lavoiſier*, l'a fait imprimer dans le rapport de vos expériences, & vous, M., dans votre traduction des Inſtituts de Chymie, t. 1, p. 281.

(*a*) M. Cavendish, eſt le premier qui a vérifié que le gaz inflammable eſt dix fois plus léger que l'air athmoſphérique. La belle expérience du Ballon aéroſtatique en complete la preuve.

Que faut-il de plus pour vous convaincre, l'un & l'autre, que vous avez hazardé bien légérement que le vinaigre avoit *développé une énorme maſſe d'air inflammable*? Ce gaz, dit *M. Macquer*, n'a pas beſoin du concours d'aucun acide pour exiſter, au contraire il le neutraliſe. En voici de nouvelles preuves; la Table des affinités de *M. Gellert*, donne pour celle du vinaigre, *le principe inflammable*, & les ouvrages de *MM. Stahl, Brandz, Pieſtch* & de *Morveau*, prouvent que le principe inflammable eſt neutraliſé par les acides. Les expériences de M. l'Abbé *Fontana*, confirment cette Doctrine généralement reçue. C'eſt un fait ſi évident que *M. Cornette* affirme *qu'il eſt parvenu avec* M. de Laſſonne, *à dénaturer l'air fixe en le combinant avec le phlogiſtique.*

Dict. de Chym. t. 2, p. 318.

Le principe inflammable, dit-il, ſe ſature de l'acide de l'air fixe, au point que celui-ci devient *plus léger que l'air commun. Ibid.* Le gaz nitreux eſt une nouvelle preuve de l'union de l'acide avec le phlogiſtique.

Mém. ſur le Salp. p. 33.

M. Prieſtley a fait des expériences, deſquelles il réſulte que le gaz inflammable alkalin eſt neutraliſé par un acide, le tout forme un ſel neutre: ce fait a été vérifié par un de vos confreres.

La matiere inflammable, dit *M. Baumé*, fait un des principes conſtitutifs des alkalis volatils; elle ſe ſépare peu ou point pendant la ſaturation de l'alkali volatil avec un acide, elle reſte & fait partie du ſel neutre qui réſulte de l'union de ces matieres ſalines. Il eſt donc certain que la matiere inflammable eſt neutraliſée par un acide. Donc le vinaigre ne développe pas l'air inflammable. Vous voyez, Monſieur, qu'il n'eſt pas beſoin d'apoſtropher les gens, pour leur prouver qu'ils ont tort: il ſuffit

Chym. exp. t. 2, p. 90.

de leur opposer l'expérience, les préceptes de leur art, enfin, leurs propres écrits, pour mettre en évidence qu'ils sont en contradiction avec eux-mêmes, & avec tous les Savants.

Vous venez de lire que la Société de Médecine a prouvé par un grand nombre d'expériences que l'air inflammable fait perdre la vie; d'autres Savants ont observé que lorsque le gaz prend feu il fait périr dans les flammes les malheureux qui s'y trouvent enveloppés. Ceci mérite que vous redoubliez d'attention, d'autant plus que je viens de vous prouver que le vinaigre neutralise l'air inflammable, & qu'il fait partie du sel neutre. C'est donc un grand moyen que cet acide, puisqu'il ôte à ce gaz la puissance de s'enflammer, conséquemment de brûler & de suffoquer ceux qui pourroient le respirer pendant sa combustion. Reste à savoir, si l'air inflammable sans qu'il prenne feu, est une moffette capable de faire mourir les hommes & les animaux qui s'y trouveroient exposés. Les Médecins & les Physiciens qui ont fait des expériences nombreuses sur ce sujet vont nous en instruire.

Je vous observerai d'abord que ce gaz, quoique combustible, ne prend feu que par le concours de l'air ordinaire, sans cela il éteint les lumieres comme si on les plongeoit dans l'eau. *MM. Priestley*, *Macquer*, *Zimmermann*, *Sigaud de Lafond*, & autres Savants l'ont prouvé par leurs expériences :

« Le gaz inflammable, dit la Société de Médecine est funeste aux animaux. Les quadrupedes n'y restent pas une minute sans périr. Les oiseaux y périssent plus promptement que les quadrupedes, il ne faut pas plus de dix secondes pour être attaqués du *tétanos*, & au bout de dix ou douze secondes ils sont morts. *Ibid.* p. 185. »

La Société de Médecine, continue ainsi : " *M. Lorry* a vu périr, à la suite d'un véritable *tétanos*, les malheureux qui sont suffoqués par la vapeur des latrines qui est souvent inflammable, p. 187. "

Cette observation du célebre *M. Lorry*, prouve que les vuidangeurs étant attaqués par le *tétanos*, ne périssent dans les latrines que par l'air inflammable ; observation très-importante ; car le *tétanos*, d'après un grand nombre d'expériences de la Société de Médecine, n'affecte que les animaux qui ont été exposés à cette espece de gaz ; les autres gaz méphitiques produisent des symptomes bien différents : afin de ne vous laisser nul doute sur cette vérité, écoutez encore la Société de Médecine : *le gaz inflammable a une action* toute particuliere sur le genre nerveux, *comme il est aisé de s'en convaincre* par les convulsions violentes & par le *tétanos* qu'*éprouvent les animaux qu'on y a plongés*, p. 187. (*a*) Cette savante compagnie, ajoute : " le gaz inflammable, paroît être plus funeste aux animaux que les autres gaz. " p. 185. L'ouverture de leurs cadavres présente encore des différences notables dans les visceres, comparativement à ceux qui ont péri dans les autres vapeurs méphitiques, (*b*).

Il y a long-temps, dit *M. Macquer*, *qu'on connoît les moffettes inflammables* ; *ce gaz est incapable d'en-*

(*a*) *Tétanos* est un mot grec qui signifie convulsion, dans laquelle le corps est roide.

(*b*) La Société de Médecine, a donné la liste des Membres qui ont été présents à ces expériences, ils sont au nombre de de dix. Plus de quatre-vingts personnes en ont été témoins. p. 177. On ne peut rien de plus authentique.

tretenir

tretenir la vie des animaux: un animal introduit dans ce gaz *y périt ſubitement*. Ce Savant conſidere preſque toutes les moffettes comme étant produites par l'air inflammable. Ibid. p. 307 & 642, t. 3. p. 120.

L'Académie s'eſt occupée du triſte événement arrivé à Narbonne dans une foſſe, en 1779. Elle dit dans ſon rapport: " *l'air inflammable eſt celui de tous, qui donne le plus de mal-aiſe; il occaſione des convulſions & même le tétanos; le gaz inflammable produit les effets les plus fâcheux.* „ p. 20, *in*-4°.

" *M. Gardane*, aſſure que l'air inflammable ſuffoque ceux qui en ſont trop près „. *M. de Fourcroy*, dit que ce gaz *tue très-promptement les animaux en leur donnant des convulſions vives.* Catech. p. 49 & 67. Elem. de Chym. t. 1, pag. 401.

L'air inflammable d'après les expériences nombreuſes de *M. Prieſtley*, tue les animaux, en les jetant dans les convulſions. T. 1. p. 76 & 79.

D'après tant d'autorités, d'après tant de faits, il eſt évident que l'air inflammable eſt funeſte aux Vuidangeurs, & qu'il agit ſur leurs organes & ſur le ſyſtême nerveux en raiſon de ſon intenſité; ce gaz n'a pas dans toutes les foſſes la même énergie, c'eſt ſans doute ce qui vous a déterminé à publier, en 1778, dans vos obſervations ſur les foſſes: " *Soit*, dites-vous, *que l'air inflammable ne faſſe point toujours partie de leur moffette, ſoit que dans certaines il ne jouiſſe pas aſſez de ſes propriétés, le phénomene dont il s'agit n'a pas lieu à l'égard de toutes les foſſes*: „ p. 21.

En effet, ſi cette moffette avoit lieu à toutes les foſſes, c'eſt-à-dire, avec la même activité, elles ſeroient également dangereuſes; mais il n'eſt pas moins certain que l'air inflammable eſt la ſeule cauſe qui ſuffoque les Vuidangeurs. Vous en convenez, puiſque vous reconnoiſſez ce gaz comme faiſant partie de la moffette des latrines.

Cette vérité a été démontrée par vos propres expériences. Lorſque cette vapeur a été concentrée, vous l'avez enflammée; reſſerrée dans le tuyau du ventilateur, elle eſt devenue un poiſon ſi ſubtil que les oiſeaux & un chat que vous y avez expoſés y ont péri ſur-le-champ. Rapport de 1778, p. 71. Quelles preuves plus fortes que celles-là des dangereux effets de l'air inflammable & de ſon exiſtence dans toutes les foſſes! je vous ai prouvé dans ma ſeconde Lettre que l'alkali volatil qui s'exhale des foſſes a produit ſous vos yeux des accidents nombreux ſur les ouvriers; je viens de vous prouver par vos propres expreſſions & un grand nombre d'autorités que l'air inflammable fait partie de ce gaz alkalin, qui a le caractere du poiſon ſubtil des moffettes, & qu'elles n'exiſtent que par ſes funeſtes effets. Pour vous en convaincre de plus en plus, je raſſemble ici les obſervations faites ſur les ſymptômes qui précédent les aſphyxies cauſées par les moffettes. Comparons ces ſignes avant-coureurs d'une telle mort avec ceux que fait naître l'air inflammable ſur les animaux qu'on y a expoſés; l'analogie des ſymptômes prouvera que ce gaz eſt ſeul la cauſe de la mort des Vuidangeurs, des Foſſoyeurs, &c.

Vous aſſurez dans vos obſervations ſur les foſſes que le plomb ne va jamais ſans la mitte. Je vous ai prouvé que l'aſphyxie n'a pour cauſe que l'action cauſtique de l'alkali volatil: ne perdez pas de vue que vous êtes convenu que celui-ci produit l'air inflammable. L'aſphyxie ſelon vous, est précédée par le resserrement du gosier, la toux convulsive, & le rire sardonique, qui est la convulsion des muscles de la face.

D'après *M. Gardane*, la toux suffoquante, est l'état convulsif.

Les effets du plomb, dit l'Académie causent une contraction dans le gosier, la toux convulsive, le rire sardonique, les convulsions & le *tétanos*. Rapp. de 1778, p. 53. Rapp. de 1779, p. 20.

Les infortunés qui ont péri à Montpellier en 1774, au rapport de *Haguenot*, dans le caveau d'une église, furent agités de mouvements convulsifs, ainsi que les animaux.

Le Journal de Physique, Novembre 1776, a publié qu'on a trouvé deux aphyxiés, l'un mordant l'autre très-fortement.

L'air inflammable selon MM. *Priestley* & *Desfourcroy*, cause des convulsions aux animaux.

M. Lorry a observé que les vuidangeurs éprouvent les mêmes convulsions accompagnées du *tétanos*.

Le célèbre *M. Harmant*, a remarqué que le phlogistique qui se dégage du charbon pendant sa combustion, cause des convulsions, & que les mâchoires & les dents sont très-serrées. Un grand nombre de Médecins ont fait la même observation.

Enfin, la Société Royale de Médecine a confirmé toutes ces observations par des expériences faites sur des animaux, qui ont démontré que l'état convulsif & le *tétanos*, sont un signe que le gaz est inflammable.

Ce ne sont pas les seuls Auteurs qui ont fait des recherches sur les causes des asphyxiés, lisez les ouvrages de *Boerrhaave* & de *MM. Troja*, *Spalanzani*, *Carminati*, *Portal*, *Roche*, &c. De Morb. nerv. t. 1, p. 212.

Tant d'obſervations réunies démontrent invinciblement, que les accidents qui ſurviennent aux vuidangeurs, pendant leurs travaux, n'ont pour cauſe que l'action cauſtique de l'alkali volatil & ſon développement en air inflammable ; c'eſt ce phlogiſtique qui irrite le genre nerveux & cauſe les convulſions & le *tétanos.* Il s'agit de ſavoir, ſi l'air inflammable qui émane des corps eſt abondant ? L'expérience a démontré à *M. Prieſtley*, que ces émanations ſont conſidérables ; *une ſeptieme partie peut être abſorbée par l'eau*, le reſte eſt inflammable, t. 1, p. 106. L'alkali volatil fait donc la moindre partie de ce gaz ; mais à quel ſigne reconnoître la préſence de l'air inflammable, afin d'en éviter les funeſtes effets ? *A une odeur forte extrémement fétide, ſoit qu'il provienne des matieres animales ou végétales*, dit *M. Prieſtley*, ibid. p. 72. Je le prouve encore par des expériences très-frappantes, inſérées dans l'Hiſtoire de la Société de Médecine, t. 1.

Le Pere *Cotte* a fait part à cette compagnie d'une obſervation ſur une vapeur inflammable formée dans un puiſard à Paris. *Ce puiſard, exhaloit une odeur infecte*, en Novembre 1746, qui augmenta juſqu'en Janvier 1747. A cette époque la maîtreſſe de la maiſon paſſant le ſoir dans la cour où eſt l'ouverture du puiſart, *& frappée par la fétidité qu'il répandoit*, voulut s'aſſurer ſi elle dépendoit de ce qu'il étoit trop plein, elle approcha ſa lumiere, & tout à coup *elle vit ſe former une flamme dans le puiſard, qui ſortit bientôt par l'ouverture* avec un bruit conſidérable. Cette flamme brûla ſes ſourcils & une partie de ſa coëffe ; *lorſquelle eût ceſſé*, l'odeur ſe trouva totalement diſſipée ; mais peu à peu elle recommença & devint auſſi *inſupportable* qu'auparavant. Les jeunes gens de la maiſon tenterent le même moyen pour faire disparoître la mauvaise odeur, *& ils réussirent à la détruire en enflammant l'air du puisart ;* ils répéterent plusieurs fois cette expérience, *& toujours avec le même succès ; la violence de la flamme & de l'explosion répondoit toujours* à l'intensité de l'odeur, p. 359. Ce moyen seroit bon s'il n'y avoit pas à craindre des accidents par la violence des explosions. On n'a pas besoin d'y avoir recours, puisqu'un quart de bouteille de vinaigre détruit la mauvaise odeur pendant plus d'un mois en neutralisant l'air inflammable.

Le volume de l'Académie 1752, renferme une nouvelle preuve que l'air inflammable provenant des matieres putrides se manifeste par la puanteur ; voici le fait : *M. de Réaumur* avoit placé dans un tube de la viande qui s'y étoit putréfiée ; pour en détruire la fétidité il plaça ce tube sur des charbons ardents ; *bientôt il en sortit une flamme qui dura pendant plus d'une minute.* Enfin, vous même nous fournissez une preuve démonstrative que la vapeur putride est inflammable : vous l'avez enflammée ; elle formoit, dites-vous, un brandon constant qui s'élevoit à deux ou trois pieds, p. 33 & 71. Dès-lors, dites-vous, elle a cessé d'être pernicieuse aux animaux ; dès-lors elle a cessé d'infecter l'air par sa puanteur, *ibid.* Il est démontré par ces quatre observations que le gaz inflammable des matieres putrides s'annonce par l'infection. Il est démontré que la puanteur étant détruite, il n'y a plus de danger à courir. Le nez sera donc le barometre pour mesurer les degrés de danger qu'on a à courir, & le vinaigre le moyen efficace pour y remédier promptement.

MM. Stahl, de Morveau, Pott, Macquer, Baumé & autres Chymistes, ont prouvé que les odeurs suaves

ou désagréables, n'ont lieu que par le développement du principe inflammable ; on ne doit donc pas être étonné que les émanations de certaines fleurs causent l'asphyxie. Les faits que je viens d'exposer prouvent que le gaz inflammable qui est à tous égards très-pernicieux, est selon vous un des principes constitutif de l'alkali volatil ; vous êtes convenu, Monsieur, de la puissance du vinaigre pour neutraliser cet alkali putride : *MM. Pricstley* & *Baumé*, ont vérifié que la matiere inflammable fait partie du sel neutre. *M. Lavoisier*, a fait imprimer que le gaz se combine par la loi des affinités avec l'acide. *La Société de Médecine* a publié que l'air inflammable ne peut être saturé par un alkali. La Table des affinités de *M. Gellert*, prouve la tendance qu'a le vinaigre à se combiner avec le principe inflammable.
Rapp. de 1778, p. 53. *MM. Lavoisier* & *Fougeroux*, ont reconnu que *le vinaigre paroît agir plus directement dans l'accident du plomb, conséquemment* comme seul capable de neutraliser *le phlogistique* qui en est la cause & en débarrasser le genre nerveux. *MM. Macquer* & *de Fourcroy*, ont vérifié que cet acide détruit l'odeur infecte. *M. Hallé* a éprouvé que l'alkali putride est neutralisé par l'acide. Voilà cinq de mes Commissaires, qui ont déposé en faveur des acides. Vous même leur avez rendu hommage en les déclarant antifétides. Voyez ma seconde Lettre. Ils sont si généralement reconnus pour tels, que la Société de Médecine, en parlant des moyens curatifs contre l'asphyxie causée par le gaz méphitique, dit expressément, *les acides guérissent*, & *guérissent constamment* ; tandis que vous soutenez la négative de cette vérité. Le savant Auteur du Dictionnaire de Chymie assure que le moyen le plus efficace pour rappeller à la vie ceux que cette vapeur a

asphyxiés, est de leur faire respirer & avaler du vinaigre; il a la propriété de fixer l'*action du phlogistique* & des matieres inflammables réduites en vapeurs; l'observation de *Cholet* vous a prouvé la solidité de ce principe.

M. Portal, considere cet acide comme un spécifique en pareil cas. *M. Gardane*, l'a préconisé dans tous ses ouvrages. Il est évident que le vinaigre est un moyen certain & efficace pour prévenir les accidents auxquels sont exposés ceux qui respirent l'air inflammable: vous n'ignorez pas qu'on a célébré dans tous les temps cet acide comme un puissant antisceptique; & vous, Monsieur, vous attribuez au vinaigre des effets qu'il lui est impossible de produire; il est vrai, que vous n'aviez que ce seul moyen de le dénigrer, vous lui avez fait le même honneur qu'à l'antimoine, à l'émétique, au quina, au mercure, à la découverte de la circulation du sang, & de l'inoculation: le temps viendra que le vinaigre triomphera comme ses freres persécutés; & à vous, Monsieur, que vous restera-t-il après avoir soutenu contre tous les principes physiques & chymiques que cet acide développe l'air inflammable? Afin de vous pousser jusques dans ce dernier retranchement ouvrons le détail publié par les Commissaires réunis, de l'Académie & de la Société de Médecine; ce qui achevera de faire connoître la vérité.

A la fosse du quai Pelletier, dix-huit pintes de vinaigre ont été employées, p. 5. On n'y dit pas un mot de l'air inflammable, & vous avez produit avec deux pintes ce que dix-huit n'ont pu faire! revenons au détail.

M. Janin a employé vingt pintes de vinaigre à la fosse de l'hôtel de la Grenade, p. 22.

„ *On a introduit dans la fosse à différents temps pendant le travail une bougie & des animaux*, moyens les plus connus jusqu'ici pour constater l'état des gaz dangereux, p. 11. *Les Commissaires de l'Académie & de la Société de Médecine*, constatoient, *par les moyens ci-dessus employés l'état de l'air de la fosse*, qui ne leur parut pas avoir changé, p. 14. *Des oiseaux qu'on y a descendus en ont été retirés bien portants, après y être restés* cinq minutes, p. 15. *Du papier allumé jeté dedans y à bien brûlé*, p. 16. „ Vous voyez, Monsieur, que le vinaigre n'a pas développé une seule bulle d'air inflammable ; le silence de mes Commissaires le prouve, & les petits oiseaux, qui, après cinq minutes *ont été retirés bien portants*, rendent témoignage qu'il n'y avoit pas de ce gaz ; j'ai mis sous vos yeux le résultat des expériences de la Société de Médecine, qui prouvent que les oiseaux ne peuvent pas y vivre plus de douze secondes sans mourir. Comparez cinq minutes à douze secondes, comparez ces oiseaux morts à ceux qu'on a retirés bien portants. Comparez-les à ceux que vous avez fait périr à cette vapeur, à ceux des expériences de *M. Lavoisier*, continuons de lire le détail.

MM. le Roy & l'abbé Teissier, ont cru qu'ils devoient descendre dans la cave avant que de se retirer, *pour constater l'état de l'air de la fosse*.....

Eh bien, Monsieur ! vous croyez que dans ce moment la lumiere va s'y éteindre, puisque la Société de Médecine a dit dans la Préface du premier vol. de ses Mémoires que dans l'air méphitique la bougie s'éteint, p. 22, & que l'Académie ait aussi donné cette indice dans les rapports de 1778 & 1779. Point du tout ; elle y a bien brûlé,

&

& cela sans qu'il ait paru une seule bulle d'air inflammable, ni le moindre signe de méphitisme ; mais ce qui va mettre le comble à votre étonnement, c'est qu'un cochon d'inde n'y est pas mort. Combien ce petit animal & cette bougie contredisent vos assertions ! mes Commissaires consulterent la simple nature ; & la nature, dit *Jean-Jacques Rousseau*, ne ment point.

Mes Commissaires ont introduit dans cette fosse une bougie allumée qui a très-bien brûlé *: un cochon d'inde* au bout de cinq minutes, *en a été retiré* bien portant, p. 21 & 22.

Mais une anecdote que vous ignorez, c'est que ce cochon a mangé dans cette fosse de la brioche qu'on avoit mise dans son panier ; bien plus, c'est qu'il y a demeuré vingt minutes : *tandis que ceux que la Société de Médecine, a* exposés dans le gaz inflammable, n'ont pu y rester une minute sans mourir. J'ai mis ces deux passages sous vos yeux, faites-en le parallele. Il est donc évident que l'air de cette fosse étoit respirable, & qu'il n'y avoit ni méphitisme, ni air inflammable. Le méphitisme auroit éteint la lumiere, & auroit fait périr le petit animal. L'air inflammable l'auroit étouffé ; & la bougie y auroit mis le feu. Le contraire est arrivé, donc il n'y avoit ni méphitisme, ni air inflammable ; & comment y auroit-il eu de ce gaz, puisque *M. Lavoisier*, affirme dans son rapport de 1778, *que les acides en général, & le principe inflammable se combinent par la loi des affinités, & que l'union de ces deux substances forme* toujours du soufre ; c'est-à-dire, un corps neutre. Vous n'ignorez pas que *M. Lavoisier*, étoit au nombre de mes Commissaires ; si le vinaigre n'avoit pas neutralisé l'air inflammable, certainement il n'auroit pas passé sous silence un point aussi capital; tandis que le *détail* ne dit pas un seul mot du gaz inflammable. Et comment en auroit-il parlé, puisque vous êtes convenu que *cet acide neutralise l'alkali volatil*, qui, assurez-vous, *sert de base à la matiere inflammable* : voilà des preuves péremptoires, fournies par vous & par *M. Lavoisier*, contre votre prétention & contre la sienne, sur le prétendu développement du gaz inflammable par le vinaigre.

Vous n'avez donc pu, Messieurs, m'attaquer qu'en renversant vos propres principes, vos propres expériences, & les observations de tous les siecles : tous vos efforts ont été impuissants; la vérité triomphe & le temps la couronne:

Voilà aussi, Monsieur, la réponse à votre second chef d'accusation, je vous exposerai dans quelque temps mes objections & mes preuves contre le troisieme.

En attendant je suis,

JANIN,

Auteur de l'antimephitique.

Lyon, 5 *Novembre* 1783.

www.ingramcontent.com/pod-product-compliance
Ingram Content Group UK Ltd.
Pitfield, Milton Keynes, MK11 3LW, UK
UKHW021038260726
13994UKWH00005B/2232